NOUVELLE ÉTUDE MÉDICALE

sur

LE MONT-DORE.

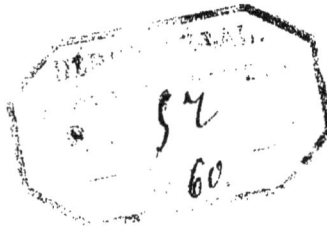

NOUVELLE ÉTUDE MÉDICALE
SUR LE MONT-DORE.

DU TRAITEMENT

DES

SUITES DE LA PLEURÉSIE

SIMPLE OU COMPLIQUÉE

PAR

LES EAUX DU MONT-DORE,

CONSIDÉRATIONS ET OBSERVATIONS

Adressées à la Société d'hydrologie médicale,

PAR

M. Boudant,

Professeur à l'école de médecine de Clermont-Ferrand, Chirurgien de l'Hôtel-Dieu.
Chev. de l'ordre impér. de la Légion d'honneur,
Lauréat de la Faculté de médecine de Paris, ancien Interne des hôpitaux,
Membre de la Société d'hydrologie,
Et de plusieurs autres Sociétés médico-chirurgicales,
Médecin consultant au Mont-Dore.

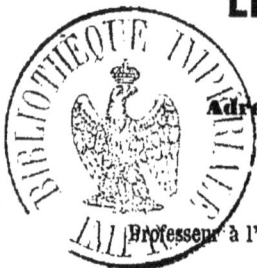

Observatione medicina crescit.
STOLL.

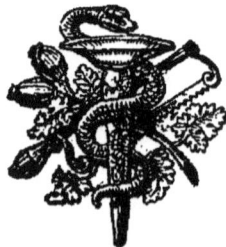

CLERMONT-FERRAND,
TYPOGRAPHIE DE PAUL HUBLER.
1860.

DU TRAITEMENT

SUITES DE LA PLEURÉSIE

SIMPLE OU COMPLIQUÉE

PAR

LES EAUX DU MONT-DORE.

———⋈———

Les maladies chroniques de la poitrine observées chaque année au Mont-Dore sont nombreuses et variées. Si, par leur nature et l'importance des organes qui en sont le siége, elles réclament une grande attention de la part du médecin, les affections de la gorge et du larynx gênant plus ou moins la déglutition et l'émission de la voix, les douleurs rhumatismales et névralgiques des différentes régions pouvant conduire à l'atrophie ou à la paralysie, enfin les débilités de l'organisme liées

à un état anémique, ou consécutives à des maladies con-
somptives, ne tiennent pas moins en éveil la sollici-
tude de l'observateur qui a non-seulement le vif désir
d'être utile et de s'éclairer, mais encore de pouvoir con-
tribuer au progrès de la science.

Conformément au projet que je me suis proposé de
suivre, je tiens à ne vouloir rien généraliser, à ne produire aucune publication, avant d'avoir préalablement
soumis à l'examen d'une analyse sévère la part réelle
et le dégré d'action des eaux du Mont-Dore, appliquées
au traitement des divers états morbides susceptibles
d'être influencés par elles d'une manière plus ou moins
avantageuse.

Au milieu de cette clinique thermale, composée d'éléments qui chaque année viennent de tous les points
du globe la grossir davantage, fidèle à mon principe,
j'ai dû nécessairement faire un choix. Laissant de côté
pour le moment les affections qui n'ont pas de rapports
directs avec la gorge, les voies aériennes ou la poitrine, plusieurs maladies de cette dernière région m'ont
préoccupé spécialement, soit par rapport à leur gravité,
à leur ancienneté, à leur résistance aux moyens ordinaires; soit parce que, surprenant mon attente, les
unes ont été guéries rapidement, d'autres améliorées
d'une manière notable; soit enfin parce que les ouvrages

spéciaux sur cette station thermale ne font point mention de l'emploi des eaux en pareil cas, ou ne contiennent pas les éléments suffisants pour guider sûrement le praticien.

Déjà, dans un précédent mémoire adressé à la Société d'hydrologie médicale, je crois avoir démontré que, dans le traitement de l'emphysème pulmonaire, les eaux du Mont-Dore ont une action plus directe que toute autre médication pour remédier à la toux bronchique, à la dyspnée asthmatique, et qu'elles agissent surtout d'une manière plus puissante sur les lésions anatomiques. Les inhalations composées de gaz acide carbonique, des substances salines les plus subtiles, et des particules arsénicales sublimées trouvées par le célèbre chimiste *Thénard*, sont la cause principale de la contractilité et du resserrement des vésicules pulmonaires dilatées ou perforées, dont l'air, emprisonné dans les tumeurs ou infiltré dans le poumon, comprime le tissu et s'oppose à son expansion.

Les faits que j'ai recueillis dans les deux saisons qui viennent de s'écouler, donnent une nouvelle force à mes conclusions. A moins de complications graves, de maladies organiques, du cœur particulièrement, ce traitement thermal est ordinairement salutaire dans l'emphysème. Mais n'oublions pas que l'altitude du lieu, la pression moindre de l'atmosphère, favorisent le retrait des vésicules et contribuent au dégagement du poumon ; enfin que l'air vivifiant des montagnes, l'ozone balsamique de la vallée, ne sont point étrangers à ces mouvements, qui sont à la fois physiques, physiologiques et thérapeutiques.

Je me propose aujourd'hui de faire connaître, par des faits, la part d'influence qu'offre la thérapeutique du Mont-Dore, pour obtenir la résolution de plusieurs terminaisons de la pleurésie, et surtout de certains épanchements thoraciques, accidents graves si souvent réfractaires aux médications les mieux entendues, et qui finissent ordinairement par compromettre les jours des malades.

Les nouvelles dispositions prises pour l'administration de la vapeur facilitent singulièrement aujourd'hui le traitement des suites de la pleurésie, et les douleurs produites par la pleurodynie ou la névralgie intercostale résistent rarement à son influence. Si le point de côté est assez sensible pour que les douches liquides, même en pluie, ne puissent être supportées facilement, celles de vapeur leur sont aussitôt substituées avec avantage. Dans le cas où il existe conjointement une affection du poumon ou des bronches, les inhalations viennent encore en aide aux autres moyens. Alors la médication n'est point interrompue dans son cours ; il y a économie de temps , et le succès devient plus certain.

C'est aux soins attentifs , à la délicatesse d'observation médicale des anciens inspecteurs de ces eaux , MM. Michel et Pierre Bertrand , dont les noms sont à jamais liés aux destinées du Mont-Dore, que sont dues les premières salles d'inhalation qui aient été faites dans un établissement thermal. Placées d'abord , en 1833 et 1834 , dans un espace fort circonscrit, de plus spacieuses sont bientôt devenues indispensables ; à peine terminées, elles se trouvent complétées maintenant par l'adjonction d'une pièce où l'eau minérale , pulvérisée selon le procédé de M. Sales-Giron , est respirée en poussière.

Cédant volontiers aux conseils des médecins actuels du Mont-Dore, et à ce que nous avons pu dire nous-même en vue de prévenir contre tout accident et de garantir les malades disposés aux hémoptysies , aux congestions cérébrales, ou atteints d'une affection du cœur, M. Brosson , concessionnaire de l'établissement ; n'a pas hésité à faire la dépense de l'appareil instrumental nécessaire à cet effet. Comme médication thermale des maladies de poitrine, l'établissement est donc en ce moment parfaitement ordonné.

Tantôt l'eau minérale pulvérisée, réduite en poussière, est respirée suivant les cas à la température de la source de la Magdeleine ; d'autres fois, elle est à un degré plus élevé mélangée avec un tiers ou moitié de l'eau en vapeur, la même que celle qui alimente les salles d'inhalation. Par ces procédés, variés selon les besoins, à moins d'une complication extraordinaire, d'une dégénération au-dessus de toute ressource, si un traitement bien dirigé ne conduit pas à une guérison entière, les malades sont assurés du moins d'une amélioration notable.

CONSIDÉRATIONS GÉNÉRALES SUR LA PLEURÉSIE.

La pleurésie est une maladie grave, très-commune, qui n'a d'existence particulière en nosographie que depuis *Pinel*. Souvent liée à la pneumonie ou à toute autre affection de poitrine ; *Morgagni* avait entrevu qu'elle pouvait en être indépendante, et cette vérité a été démontrée par les observations incontestables de *Laënnec*, confirmées par les travaux en anatomie pathologique des médecins de notre époque.

Son siége est bien dans la plèvre. Elle peut affecter l'un

ou l'autre côté de la poitrine, être générale ou partielle. Suivant le lieu qu'elle occupe, on l'appelle pleurésie costale, pulmonaire, diaphragmatique, médiastine, interlobulaire; elle peut-être simple ou compliquée, primitive ou consécutive, spontanée ou traumatique, aiguë ou chronique; dans le premier cas, sèche ou avec épanchement. Enfin, il y a des pleurésies latentes et des constitutions épidémiques pleurétiques.

Lorsqu'elle est aiguë, sa marche est d'un à quatre septénaires; à l'état chronique, forme plus ou moins trompeuse qu'elle prend quelquefois dès le début, sa durée est indéterminée.

Elle peut se terminer d'une manière funeste, par une guérison radicale, ou par résolution incomplète. Dans ce cas, les altérations anatomiques sont souvent plus graves que celles de la maladie primitive, et les symptômes qui en dépendent tout aussi variés.

Nous n'avons pas l'intention d'entrer dans tous les détails d'anatomie pathologique, de symptômatologie et de diagnostic qui peuvent être la conséquence de la pleurésie; nous mentionnerons seulement les terminaisons qui, ayant résisté aux moyens les plus actifs, sont susceptibles d'être traitées avec succès au Mont-Dore.

Ces suites de la pleurésie sont remarquables par les symptômes suivants :

1° Point de côté fixe, persistant, s'exaspérant dans l'inspiration et par certains mouvements du thorax ;

2° Douleurs fugaces, vagues, dans la poitrine, avec toux sèche, quinteuse et saccadée ;

3° Sentiment de chaleur et d'ardeur dans la partie affectée, avec gêne plus ou moins grande de la respiration ; toux grasse, catarrhale ; expectoration de mucosités épaisses, glaireuses, résultant d'une complication de pneumonie ou de bronchite existant encore à l'état chronique ;

4° Etat hyperhémique ou phlegmasique plus ou moins invétéré, avec toux sèche, horripilations suivies de chaleur et de sueur, tendance au mouvement fébrile, nutrition incomplète ; d'autres fois la toux est humide, l'expectoration sanguinolente, ou composée de sang pur pouvant aller jusqu'à l'hémoptysie ; la convalescence reste indécise ; il y a commencement de phthisie pulmonaire ;

5° Dyspnée plus ou moins grande produite par un épanchement de liquide libre dans la cavité pleurale, ou emprisonné dans un foyer constitué par de fausses membranes, ou infiltré dans les mailles de ces produits de nouvelle formation.

Que l'épanchement soit libre, circonscrit ou diffus, nous nous empressons aussitôt d'ajouter que le traitement minéral du Mont-Dore ne peut être d'une utilité réelle qu'à la condition que le liquide occupera le quart ou le tiers de la capacité de la poitrine, que la résonnance de la voix, l'égophonie ou le souffle bronchique, seront facilement perçus, et que le murmure respiratoire sera à peu près normal au sommet du poumon, enfin qu'il ne devra pas exister de dégénération ou de productions morbides accidentelles au-dessus de toute ressource.

6° Le rétrécissement de la poitrine avec affaissement des côtes peut encore être amélioré au Mont-Dore, si la dépression n'est pas trop ancienne et les muscles intercostaux atrophiés incomplétement.

Ces divers états pathologiques sont produits et entretenus dans les cas les plus simples :

1° Par une pathogénie des muscles et des nerfs intercostaux ou du tissu cellulaire sous-pleural ;

2° Par un état subirritatif de la plèvre et la résolution imparfaite de l'inflammation du poumon, quand il y a eu pleuro-pneumonie, ce qui arrive fréquemment;

3° Par des adhérences unissant plus ou moins intimement les deux feuillets de la plèvre, comme cela se voit dans la pleurésie sèche de M. Andral et dans la pleurésie adhésive de M. Cruveilhier.

Dans cette circonstance, les eaux du Mont-Dore ne font peut-être pas disparaître entièrement ces adhérences, mais elles favorisent la résolution de l'état subinflammatoire persistant, douloureux, et la conversion en tissu cellulaire lâche des pseudo-membranes.

Quoique *Laënnec* ait écrit que ces adhérences nuisaient fort peu à la liberté du poumon, l'expérience démontre qu'elles n'en sont pas moins une grande gêne longtemps après la pleurésie, qu'il faut souvent des années pour s'y habituer, et que les malades cherchent plutôt dans ce cas à respirer par le diaphragme que par les côtes.

4° D'autres altérations anatomiques plus graves consistent dans des sécrétions, des productions pseudo-membraneuses, albumineuses, ou gélatineuses, plus ou moins épaisses et de consistance variable, pouvant contenir dans leurs vésicules de la sérosité, du pus, de la sanie sanguinolente ou de la matière tuberculeuse.

La médication thermale est principalement utile ici pour obtenir la résorption des liquides ou des matières dont nous venons de parler. Par cette opération vitale, les pseudo-membranes diminuent peu à peu de volume et se trouvent réduites à de simples linéaments lâches et déliés dont l'élasticité devient suffisante pour le jeu d'une respiration facile ; d'ailleurs ce tissu acquiert à la longue les propriétés des membranes séreuses, et devient comme elles susceptible d'exhalation et d'absorption. Quoique la matière tuberculeuse soit plus épaisse que la sérosité ou le pus, si elle est disséminée dans une certaine mesure entre la plèvre et le poumon, elle peut aussi disparaître. Ne trouve-t-on pas dans l'ouvrage de M. Bertrand des cas plus extraordinaires de guérison de phthisie, et des arrêts de développement bien constatés de cette fâcheuse maladie arrivée au second degré?

5° Si, par l'effet de couches successives, les pseudo-membranes se sont épaissies au point de prendre les caractères du tissu fibreux, cartilagineux et même osseux, comme les nécropsies en démontrent des exemples, l'action thermale est généralement sans influence. Il en est de même dans les pleurésies médiatisne et interlobulaire, qui se terminent si facilement par une explosion tuberculeuse ou par une masse de fausses membranes et des abcès que les anciens considéraient à tort comme des vomiques quand le pus était rendu avec abondance par l'expectoration.

6° Enfin, l'exhalation de liquide qui accompagne pour ainsi dire constamment la pleurésie aiguë, et qui est inséparable de la pleurésie chronique, qu'elle soit primitive ou consécutive, partielle ou générale, peut aussi produire et entretenir un ensemble maladif fort grave dans certains cas, auquel se joint une dyspnée plus ou moins grande, dont la cause ne peut être appréciée sûrement qu'à l'aide de la percussion, de l'auscultation, de l'inspection et de la mensuration. Et bien que quelques médecins semblent vouloir aujourd'hui diminuer l'importance de ces moyens d'exploration des maladies de poitrine, il n'en est pas moins vrai que les signes physiques qu'ils fournissent sont encore les plus exacts, et que généralement leur certitude est mathématique, combinée avec d'autres symptômes.

Ces épanchements, variables par la nature du liquide, sa couleur et sa quantité, sont plus facilement résorbés quand la sérosité est pure ou mêlée à des flocons albumineux. La présence du pus ou du sang indique une altération profonde dans la texture de la plèvre, qui se prête mal à un travail réparateur; il en est de même si l'épanchement occupe une étendue suffisante pour constituer un véritable hydro-thorax; alors les eaux sont impuissantes.

Dans ce cas, si la nature, aidée de médications appropriées, ne peut suffire elle-même à la guérison par une diurèse ou par toute autre voie critique, si encore l'évacuation du liquide ne s'effectue pas par une ouverture fistuleuse à la peau, ou par une perforation des bronches, l'épanchement qui remplit la poitrine en entier menace le malade de suffocation; la thoracentèse devient indispensable; nous en parlerons plus loin.

Mais démontrons d'abord par des faits que le traitement minéral du Mont-Dore peut suffire pour la résorption de certains épanchements, aussi bien que pour la guérison de plusieurs autres terminaisons de la pleurésie. Commençons par les cas les plus simples.

PREMIÈRE OBSERVATION.

Douleur fixe entre l'omoplate et la colonne vertébrale, à droite, s'irradiant jusque sous le sein du même côté. — Respiration courte. — Toux sèche. — Pleurésie neuf mois avant. — Guérison.

M. D..., dix-huit ans, grand, sanguin, d'une bonne organisation, m'est adressé en août 1858, au Mont-Dore, par mon collègue, M. Gaillard, professeur à l'école de médecine de Poitiers. Ce jeune homme, étudiant dans une institution spéciale à Paris, pour se présenter à l'école de Saint-Cyr, travaillait avec ardeur dans une chambre sans feu, en décembre 1857, lorsque, surpris par le froid, il éprouva un violent frisson suivi de fièvre, d'une céphalalgie intense, d'ardeur et de douleur dans la poitrine, et d'une toux sèche avec le point de côté caractéristique de la pleurésie. Traité activement par les émissions sanguines générales et locales, les adoucissants et les révulsifs, les accidents les plus aigus furent bientôt conjurés; mais

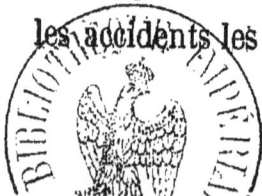

***

la résorption de l'épanchement se fit longtemps attendre : une légère fièvre survenait le soir, les douleurs de côté et de l'épaule augmentaient par l'inspiration; il s'y joignait de la dyspnée; enfin, sous l'influence d'un traitement et d'un régime appropriés, la résolution finit par s'opérer en majeure partie.

Quelques symptômes opiniâtres persistèrent cependant, une douleur fixe sous le sein droit, une autre fort gênante entre la colonne vertébrale et l'omoplate, une respiration courte et une petite toux sèche. D'ailleurs la nutrition n'était pas en souffrance, et les fonctions s'exécutaient d'une manière normale.

C'est dans cet état que j'observai M. D... L'inspection du thorax ne fournit aucun renseignement. A la percussion, le son, sans être mat, était cependant moins sonore sous le sein droit et vers l'épaule que sur les autres points du poumon. A l'auscultation, la respiration était pure partout, mais bien moins sensible sur ces endroits. L'expansion pulmonaire était arrêtée dans son développement par un obstacle invincible et douloureux. L'émission de la voix était pure, sans chevrottement; il n'y avait aucun indice d'épanchement. Nul doute qu'il n'existât entre la plèvre et le poumon une couche pseudo-membraneuse avec des adhérences courtes, dont le travail inflammatoire n'était pas encore terminé, parce que le frottement pleural indiqué par M. Raynaud, du Puy, était encore facilement perçu.

Notre jeune malade fut soumis d'abord à l'usage de trois verres d'eau minérale avec le sirop de gomme, d'un bain tempéré, source de César, et d'une douche en pluie sur le dos et sous le sein, mais de manière à ce que les jets ne tombassent que très-obliquement en ruisselant sur la peau, afin de ne pas déterminer une surexcitation peut-être nuisible. L'amélioration se fit sentir dès le sixième jour. Alors le sirop de gomme fut supprimé, la douche prise à un seul jet, inclinée d'abord, mais bientôt droite. Vers le douzième jour, l'amélioration était si manifeste que je n'hésitai pas à faire plonger le malade pendant quinze minutes dans les cuves du Pavillon, où les douches étaient employées en même temps.

Le vingtième jour, quand M. D... partit, il ne souffrait plus en aucune manière : la respiration était pure, ample, se rapprochant davantage des parois thoraciques et sans frottement ; cependant, sur les points naguère douloureux, la sonorité laissait quelque chose à désirer, ce qui arrive souvent après la guérison de la pleurésie.

DEUXIÈME OBSERVATION.

Douleur fixe sous le sein droit augmentant par l'inspiration. — Toux sèche dans la journée, muqueuse le matin. — Pleurésie six mois avant. — Guérison.

M. D... de Paris, 41 ans, grand, peu charnu, nervoso-sanguin, sensations délicates, mais justes et raisonnées, sujet à des rhumes se reproduisant facilement en hiver, après s'être mouillé à la chasse, en mars 1859, éprouva une vive douleur sous le sein droit, accompagnée de fièvre, d'une toux sèche et de difficulté dans l'expansion pulmonaire, enfin des symptômes que son médecin déclara appartenir à la pleurésie. Traité sur-le-champ par une forte application de sangsues *(loco dolenti)*, des cataplasmes laudanisés, des boissons pectorales et diaphorétiques, M. D... ne tarda pas à éprouver du soulagement, mais le point de côté n'en resta pas moins douloureux longtemps, et laissa à sa suite un malaise dans cette région, qui augmentait par l'effet de la moindre fatigue; la toux d'un simple rhume, certains mouvements du thorax rendaient la souffrance insupportable, et obligeaient M. D... d'y porter la main.

Fatigué de cet état, M. D... est envoyé au Mont-Dore.

La percussion est sensible, réveille la douleur ; un instant je crois avoir affaire à une pleurodynie, mais il y a de la matité ; la respiration, pure, ample et normale partout, est faible sous le sein ; il y a du frottement pleural dans une étendue de quatre à cinq centimètres. Point d'égophonie. Comme le murmure repiratoire n'arrive que péniblement jusqu'à la circonférence de la paroi thoracique, des tubercules disséminés sur la surface pulmonaire pourraient produire ce phénomène, mais l'état général indique le contraire, et d'après la narration de M. D... et la filiation des symptômes, ce sont des adhérences pseudo-membraneuses qui brident la respiration, parce que, trop courtes et soumises encore au travail inflammatoire qui doit les convertir en séreuse exhalante, comme chez le malade de la première observation, le poumon ne pouvait s'épanouir à l'aise.

D'ailleurs pas de fièvre, mais le matin une toux avec expectoration muqueuse, indiquant une certaine irritation bronchique ; en effet M. D... est très-impressionnable à l'air et s'enrhume facilement. Prescriptions : deux verres d'eau minérale lactée, un bain de César à vingt-huit degrés, une douche en pluie fort oblique, et un pédiluve le soir ; le cinquième jour un verre d'eau minérale en plus, douche à un seul jet, amélioration marquée. Le dixième jour, à la suite d'une ascension au pic de

Sancy., il survient une fièvre de courbature qui nous oblige à suspendre le traitement trois jours. Pendant cette fièvre, accompagnée d'une sueur considérable, le point de côté est à peine perçu, le traitement est repris avec prudence, une aspiration de trente minutes y est adjointe pour dissiper la toux résultant de la courbature; le quinzième jour, les eaux sont bues pures, le malade passe aux bains et aux douches du Pavillon, et part guéri le vingt-quatrième jour.

TROISIÈME OBSERVATION.

Douleurs vagues dans la poitrine, à droite. — Sentiment de chaleur et d'ardeur dans le dos du même côté. — Toux catarrhale. — Deux pleuro-pneumonies l'hiver précédent. — Guérison.

Un jeune homme de seize ans, grand, fort, très-développé pour son âge, né de parents bien portants, n'ayant amais eu de maladies sérieuses que des accès de fièvre intermitente, fut atteint, dans le cours de l'hiver et du printemps 1859, de deux pleuro-pneumonies fort intenses qui cédèrent l'une et l'autre aux traitements énergi-

que et méthodiques employés par M. le docteur Aucler,
de Clermont, qui m'adressa ce malade.

Après sa guérison apparente, M. X... n'en avait pas
moins conservé un certain malaise dans tout le côté droit
de la poitrine, en arrière; il ressentait même par ins-
tants une douleur obtuse avec une chaleur incommode;
la respiration n'avait pas l'étendue et la profondeur
accoutumées; il toussait encore beaucoup le matin et
crachait des mucosités épaisses, qui, une fois rendues,
laissaient plus de facilité à la libre introduction de l'air
dans les bronches capillaires; l'appétit était bon, mais
la nutrition laissait à désirer : on voyait qu'il existait une
pathogénie quelque part.

La percussion, et surtout l'auscultation, ne laissait
aucun doute sur le siége; un peu de matité partout,
principalement en arrière entre l'omoplate et le rachis.
Sur cet endroit privilégié pour entendre plus facilement
les phénomènes de l'auscultation, la respiration n'était
ni libre ni complète; il y avait par moments du râle
muqueux, et dans d'autres un roncus sonore. Le frottement pleural était encore manifeste. La voix était nette,
mais parvenait à l'oreille avec moins de force que du côté
opposé.

Tout soupçon de tubercules écarté, il y avait évidemment des adhérences pleurales, réunies à un reste de

pneumonie et de bronchite qu'il était important de détruire ; c'est pour atteindre ce but que ce jeune homme me fut confié. Il fallait agir avec prudence pour modifier la susceptibilité des parties malades et les fortifier afin d'éviter des inflammations nouvelles, surtout à cet âge, où par l'effet d'une croissance rapide, le sang abonde dans la poitrine et peut conduire à des hémoptysies. Nos soins se trouvèrent couronnés du plus heureux succès. On suivait de l'œil l'amélioration qui se faisait chaque jour, et la guérison fut complète avant le vingtième.

Pendant la première semaine, trois demi-verres d'eau, bains de la Magdeleine, aspirations de quinze à vingt minutes, pédiluve le soir. La douche ne fut point employée d'abord, dans la crainte d'une stimulation hémoptoïque. Les premiers effets du traitement furent marqués par de la turgescence à la peau, qui devint douce et humectée, par une toux facile, sans douleur en arrière, par une expuition plus abondante d'un mucus moins épais mêlé à de l'air, et par une liberté inaccoutumée dans la respiration. Ces avantages de bon augure ne se sont point démentis, et nous ont permis de porter la dose de l'eau à boire à trois verres, enfin d'employer en dernier lieu les douches de César sur le dos. Seulement, ne voulant pas dépasser le but, l'aspiration de la vapeur fut échangée par l'eau en poussière, parce que, la toux ayant disparu, il était important d'éviter un *molimen hemorrhagicum*, auquel ce jeune homme était disposé par son âge et sa maladie.

A son départ, l'inspection de la poitrine ne présentait plus aucun signe maladif. Excepté deux accès de fièvre intermittente en mars dernier, la santé la plus florissante s'est maintenue depuis ce traitement.

QUATRIÈME OBSERVATION.

Quatre pleurésies en quatre ans. — Adhérences épaisses. — Douleur dans toute la poitrine, à droite, principalement en bas et en arrière. — Toux catarrhale. — Dyspnée.

Cette observation diffère des précédentes en ce que les altérations anatomiques sont constituées par des couches pseudo-membraneuses épaisses, contenant encore de la matière albumineuse, et par des brides celluleuses fort étendues qui s'opposent aussi à la libre expansion du poumon.

Voici, d'après M. le docteur Cornil, médecin inspecteur de l'établissement de Sainte-Marie, à Cusset, les

****

renseignements concernant cette malade, lorsqu'il me
l'adressa au Mont-Dore le 18 août 1859 : « Mme D... a toujours été d'une bonne santé ; il n'y a point de phthisique
dans sa famille, elle-même n'a jamais présenté aucun
indice précurseur de cette maladie. Il y a quatre ans,
qu'elle a éprouvé une pleuro-pneumonie fort intense,
suivie d'un épanchement qui a persisté plusieurs mois.
Un an après, nouvelle inflammation semblable, et depuis
deux autres, à des époques correspondantes ; la moindre
impression de froid et d'humidité renouvelle les douleurs
de poitrine et fait craindre une nouvelle pleurésie. C'est
pour obvier à de semblables retours, qui pourraient à la
fin produire une dégénération, que je conseille à Mme D...
de se rendre au Mont-Dore, pour y suivre un traitement régulier.

» Cette dame, âgée d'environ trente-cinq ans, a tous
les attributs de la santé : tempérament sanguin, bonne
constitution, mois réguliers ; mais elle n'en souffre pas
moins de la poitrine, aux endroits précités, et la moindre
impression du froid humide augmente les douleurs, produit une toux sèche d'abord, puis muqueuse et catarrhale,
même un mouvement fébrile éphémère. »

Le son est mat en percutant dans la moitié inférieure
droite de la poitrine, surtout en arrière et en bas. A
l'auscultation, respiration normale et même puérile dans

la moitié supérieure du poumon ; elle est écourtée et n'arrive pas aux vésicules bronchiques dans la moitié inférieure. En arrière on sent que le murmure se passe dans le poumon ; loin de la cage thoracique, sur ce point, bruit de frottement ; la voix est aussi retentissante et sans égophonie. Puisqu'il est établi qu'il n'y a ni tubercules ni épanchement, une couche fort épaisse de fausses membranes est évidemment la cause de cette respiration avortée.

Le traitement prescrit fut régulièrement suivi, seulement les douches semblèrent augmenter la douleur ; leur durée fut abrégée, et elles furent prises alternativement avec celles de vapeur. Vers le dixième jour, Mme D... éprouvait un dégagement et un bien-être marqués dans la respiration. Comme il existait un état pléthorique avec tendance à la céphalalgie, les pédiluves ne furent point négligés. Nous nous sommes contenté des bains tempérés de la grande salle, et de trois et quatre verres d'eau pendant toute la durée du traitement, qui a été de vingt et un jour.

Mme D... quitta le Mont-Dore dans l'état le plus satisfaisant, avec recommandation expresse de boire chez elle vingt flacons d'eau minérale en novembre, et égale quantité au printemps. J'ai su de ses nouvelles il y a quelques semaines ; la respiration est toujours libre, sans douleur locale, et jusqu'à présent pas de retour d'une nouvelle pleurésie.

CINQUIÈME OBSERVATION.

Pleurésie datant de quatre mois. — Douleur fixe sur le côté droit de la poitrine. — Expectoration hémoptysique. — Prédisposition à la phthisie pulmonaire.

La jeune femme qui fait le sujet de l'observation suivante, nous a été adressée également par M. le docteur Cornil. Le cas est plus sérieux; il y a une tendance à la phthisie pulmonaire, et un reste d'adhérences pleurales avec infiltration séro-albumineuse. Aussi Mme X... malgré ses vingt ans, est-elle pâle, maigre et sans forces. D'un tempérament délicat naturellement, mariée depuis un an, elle est sans enfant, bien réglée, mais elle tousse depuis son inflammation de poitrine, et l'expectoration a été plusieurs fois sanguinolente. La poitrine est chaude, douloureuse, surtout à droite; la respiration, qui est courte dans son ensemble, s'arrête brusquement en bas et en arrière du sein, par rapport au point de côté, comme si un obstacle physique s'opposait à son développement en cet endroit.

M. le docteur Cornil me dit dans sa lettre : « Cette jeune malade a été affectée, il y a quatre mois, d'une pleuro-pneumonie intense, qui ne s'est pas terminée par une résolution complète. A la percussion on reconnaît encore un peu de matité à la partie inférieure de la poitrine, et à l'auscultation on entend aisément un peu de résonnance de la voix, une légère égophonie; enfin les cellules aériennes ne se dilatent pas. »

Les assertions de mon judicieux confrère étaient fondées; c'est aussi ce que j'ai constaté. Le stéthoscope ne décèle pas la présence de tubercules ; c'est plutôt le facies, l'âge de la malade, sa constitution, et les crachats hémoptoïques qui établissent cette crainte.

Comme chez le malade de la troisième observation, il fallait agir avec prudence, eu égard à la susceptibilité pulmonaire. Point de douches d'abord, seulement des demi-bains *(galerie du nord)*, trois demi-verres d'eau lactée, pédiluves, vingt minutes d'aspiration d'eau pulvérisée avec un tiers de vapeur. Ce traitement est bien supporté. Le quatrième jour, le lait est supprimé; peu à peu la dose de l'eau est augmentée, et portée à trois verres. Le dixième jour, bain entier, douche de vapeur *loco dolenti*. Le quinzième, interruption des bains, par rapport à l'arrivée inattendue des règles ; le dix-huitième, reprise du traitement en son entier. L'amélioration, déjà évidente, se convertit en guérison assurée, quant à la résorption de la suffusion séreuse, et en guérison apparente sinon radicale de l'appréhension de la phthisie.

Pour consolider ce bien acquis en vingt-quatre jours, j'insiste pour que de l'eau minérale soit bue à domicile en novembre et en avril, enfin pour un retour au Mont-Dore à la saison prochaine.

SIXIÈME OBSERVATION.

Douleur fixe dans le côté droit de la poitrine. — Suite de deux pleurésies quatre et cinq ans avant. — Plusieurs hémoptysies depuis. — Toux. — Expectoration. — Faciès et autres symptômes annonçant une phthisie au premier degré.

Un teinturier âgé d'environ trente-six ans, nervoso-sanguin, de moyenne stature, peu charnu, fibre sèche, ayant au service militaire abusé de la vie, me fut adressé

par M. le docteur Choisy, de Chantelle ; il fallait remédier
à un état maladif complexe, dont le plus sérieux paraissait être un commencement de phthisie.

En 1853 et 1854, ce malade fut atteint de deux pleurésies droites avec épanchement, qui, bien que traitées
convenablement, n'en laissèrent pas moins une susceptibilité très-grande de la poitrine, de la toux, et sous le
sein droit une douleur fixe que plusieurs vésicatoires et
des ventouses ne purent dissiper. A quatre reprises différentes, dans le cours de 1857 et au printemps de 1858,
il survint des hémoptysies, soit par suite de rhume ou
d'irritation bronchique provoquée par la préparation de
certaines couleurs dans lesquelles entraient des substances âcres ou corrosives. Bref, malgré ces symptômes
inquiétants, ce malade, obligé de vivre de son travail,
reprenait ses occupations et se livrait à quelques libations aussitôt que sa santé s'était un peu améliorée.

Le plessimètre, appliqué sous le sein, en arrière et à
droite, rend un son mat qui devient de plus en plus clair
en le promenant sur le milieu du poumon. Au sommet
le son est un peu confus, mais beaucoup moins qu'en
bas. Dans cette région on entend un murmure respiratoire obscur et profond mêlé de quelques râles muqueux ; l'air ne pénètre pas dans les vésicules ; une
couche épaisse de fausses membranes presse le poumon

et s'oppose à son développement; un bruit de frottement pleural manifeste indique la présence de ces sécrétions morbides qui affaiblissent la résonnance de la voix.
D'ailleurs pas d'égophonie; la respiration très-bonne et
pure à la partie moyenne du poumon devient très-faible
au sommet; çà et là la respiration est saccadée, et sur
d'autres points l'expiration est prolongée.

Ces deux signes physiques, sur lesquels MM. Zehet-
mayer de Lemberg, Raciborski et Imbert-Gourbeyre,
professeur à l'École de médecine de Clermont-Ferrand,
ont principalement appelé l'attention, et que M. Bour-
gade, professeur à la même École, a étudiés avec un soin
tout particulier dans un mémoire important publié sur
ce sujet (*Archives de médecine*, 1858), réclament une
grande habitude de l'auscultation. Ils sont quelquefois
infidèles et fugaces; mais quand leur existence est bien
établie, ces signes n'en ont pas moins une valeur réelle,
et ils deviennent une certitude de la période initiale
de la tuberculose, combinés avec les commémoratifs, de
certains attributs extérieurs du malade et quelques autres
symptômes.

Dans l'espèce, l'inspiration saccadée et l'expiration
prolongée nous faisaient d'autant plus soupçonner une
phthisie au premier degré, que les tubercules sont souvent la suite de pleurésies partielles du sommet du

poumon; et ici il en avait existé deux, une en haut, l'autre à la base du poumon droit.

Ce malade, qui nous avait été adressé plutôt comme phthisique que comme pleurétique, fut de notre part l'objet d'une attention soutenue, tant sous le rapport du diagnostic que des moyens thérapeutiques. Il n'était point tuberculeux par nature, les pleurésies seules étaient le point de départ de la phthisie redoutée.

Pendant cinq jours, trois verres d'eau avec le sirop de térébenthine, demi-bains, pédiluves; le sixième, aspiration de quinze minutes; l'eau est bue pure; le traitement est continué ainsi pendant huit jours. Amélioration sensible, point d'hémoptysie. Comme la douleur du côté persiste, douche de vapeur sur cette région; la douche sert en même temps d'aspiration; l'eau à boire est portée à quatre verres. Le vingtième jour, le malade part; sa situation est excellente, il respire facilement sans saccades et sans gêne sur l'endroit précédemment douloureux.

J'essaie de faire comprendre à M. C. que sa santé exigeait encore de grands ménagements, qu'il ferait bien de changer de profession; en tout cas, d'être sobre, de suivre un régime en rapport avec la délicatesse de sa poitrine, de boire chez lui de l'eau du Mont-Dore en novembre et avril, et de revenir l'année suivante afin de consolider la cure actuelle. J'ai appris depuis que ce malade était toujours teinturier, qu'il avait bu les eaux prescrites, et qu'il n'avait éprouvé aucun des symptômes du travail désorganisateur que nous pouvions craindre, enfin qu'il n'avait plus craché de sang.

SEPTIÈME OBSERVATION.

Epanchement occupant le quart de la poitrine à droite. — Adhérences pleurétiques au sommet. — Toux sèche. — Dyspnée. — Pleurésie deux ans avant. — Guérison.

La première malade que j'ai vue au Mont-Dore en 1858, était une jeune fille de dix-huit ans qui m'était adressée par M. le docteur Gagnon, de Clermont ; voici les renseignements contenus dans sa lettre : « Je traite cette malade depuis deux ans ; elle a été atteinte d'une pleuro-pneumonie avec épanchement consécutif, qui a résisté à l'application des moyens employés jusqu'à ce jour. Le tiers inférieur du poumon est peu perméable à l'air ; le sommet me donne aussi de l'inquiétude ; il y a une dépression sous-claviculaire. La malade est pâle ; elle a maigri ; cependant il y a rarement de la fièvre, et la toux n'offre aucun mauvais caractère. Voyez si vous pouvez remédier à l'état de cette jeune malade. »

D'après cet exposé, il me fut facile, en examinant la poitrine, de constater qu'il existait un épanchement occupant le quart inférieur du côté droit de la cavité pleurale. La matité était on ne peut plus marquée, et l'égophonie la plus pure était facilement entendue entre l'angle inférieur de l'omoplate et la colonne vertébrale. En remontant le stéthoscope au-dessus du niveau de la couche de sérosité en rapport avec la base du poumon, la voix argentine et frémissante disparaissait peu à peu et était remplacée par un faible murmure respiratoire, qui plus haut devenait puéril, et dégénérait en souffle bronchique. Malgré la dépression sous-claviculaire, suite d'adhérences intimes, le tissu pulmonaire n'était pas altéré; la respiration, sans avoir toute son ampleur, était cependant normale.

Comme il n'y avait aucun indice d'hémoptysie, de tubercules, ni d'irritation pulmonaire, la malade fut soumise de suite à un traitement actif : bains, douches *loco dolenti*, surtout en arrière, pédiluves, trois verres d'eau, aspiration de vingt-cinq minutes pour tonifier le sommet du poumon affaissé. Au quatorzième jour, l'auscultation et la percussion ne faisaient plus découvrir la moindre trace d'épanchement. Jamais guérison d'un état aussi inquiétant ne fut plus prompte. Cette jeune fille partit du Mont-Dore le dix-huitième jour avec un teint de rose, ayant déjà engraissé, et respirant facilement; il ne restait plus rien de maladif que la dépression sous-claviculaire, qui avait néanmoins beaucoup diminué. J'ai su depuis que la santé s'est maintenue et ne laisse rien à désirer.

HUITIÈME OBSERVATION.

Pleurésie latente datant de quatre mois. — Epanchement occupant le cinquième du côté gauche de la poitrine. — Dyspnée asthmatique. — Toux catarrhale. — Guérison.

Un receveur de l'enregistrement, âgé de soixante ans, me fut adressé, en 1858, par mon ami et ancien condisciple, M. Bonnet, de Lyon, professeur aussi distingué que chirurgien éminent, et dont la mort prématurée est une perte non moins regrettable pour la science que pour l'humanité. Ce malade, dis-je, d'une organisation robuste, gros et gras, sanguin, très-sédentaire, fort occupé dans son bureau, éprouva dans le cours du printemps précédent, et sans cause connue, un malaise général, accompagné de toux et d'une oppression légère qu'il attribua d'abord à un simple rhume ou à la grippe qui régnait alors. Ces symptômes ayant fait des progrès, particulièrement la toux, qui était devenue catarrhale, fatigante par ses accès et accompagnée de fièvre le soir, M. Bonnet fut consulté. Malgré les traitements les mieux conçus, l'épanchement pleural, qui entretenait la dyspnée et l'état catarrhal, ne put disparaître entièrement.

Envoyé au Mont-Dore pour améliorer cette situation, M. X. était encore porteur d'un large exutoire produit par de la pâte de Vienne appliquée sur le côté gauche de la poitrine. Tous les signes physiques d'un épanchement pleurétique étaient faciles à constater : matité à la percussion sur la partie inférieure gauche du thorax, absence de respiration sur ce point, au niveau du liquide égophonie prononcée, et peu à peu en remontant souffle bronchique. Joignez à ces phénomènes une oppression considérable par l'effet du moindre mouvement, et de la toux bronchique avec expuition du mucus épais et visqueux dont nous avons parlé ; d'ailleurs pas de fièvre, peu d'appétit, sommeil court et interrompu par la toux.

M. X.... est mis aussitôt à l'usage de trois verres d'eau de la Magdeleine, bains et douches de la grande salle, aspiration de trente minutes et un pédiluve le soir. Ce traitement réussit : la peau devient douce, turgescente, les pores s'entr'ouvent, une sueur continue survient. Le douzième jour l'amélioration est voisine de la guérison ; un verre d'eau en sus. Le malade se fait une entorse en descendant l'escalier de son hôtel ; cet accident fort douloureux s'oppose à tout mouvement, mais ne change rien au traitement, seulement la douche est promenée sur l'articulation distendue.

Lorsque **M. X.** partit, l'épanchement pleurétique était entièrement resorbé, l'oppression avait disparu. Comme il toussait un peu le matin, je lui conseillai de boire de l'eau du Mont-Dore dès les premiers froids de l'hiver.

NEUVIÈME OBSERVATION.

Trois pleuro-pneumonies en dix-huit mois. — Epanchement infiltré dans des cellules pseudo-membraneuses, à droite. — Toux catarrhale. — Nutrition en souffrance. — Guérison.

M. G..., quarante ans, m'est présenté en juillet 1859 par son médecin, M. le docteur Guillien, de Saint-Justen-Chevalet, qui vient lui-même pour suivre un traitement thermal et me donne les renseignements suivants

sur son malade : en dix-huit mois, trois pleuro-pneumonies aiguës, qui chaque fois ont mis en danger la vie
de M. G. A la suite de la dernière, la guérison est restée
incomplète : toux sèche dans la journée, grasse le matin
avec expectoration muqueuse; respiration courte, gênée,
essoufflement par l'effet de la marche et de la plus légère
ascension; pas de force, appétit capricieux, nutrition
incomplète, goût de sang dans la bouche, facies amaigri,
peau sèche et aride, propension à s'enrhumer, réaction
fébrile passagère.

A la percussion, demi-matité à droite sur la partie
postérieure et moyenne de la poitrine; son clair en bas
et en haut. L'ouïe perçoit sur cet espace un murmure
respiratoire très-mince, légèrement muqueux et profond,
qui devient plus superficiel et surtout plus manifeste en
avant. En faisant parler ou compter le malade, résonnance de la voix qui est chevrottante sur certains points;
c'est une sorte d'égophonie dont le timbre se rapproche
plutôt du bredouillement; en haut et en bas, la respiration est assez pure sans être entière; les cellules pulmonaires ne sont pas pénétrées complétement par l'air;
point de souffle bronchique; d'ailleurs, pas de douleur
manifeste dans la poitrine, seulement par intervalles un
sentiment de chaleur et d'ardeur après avoir éprouvé des
quintes de toux sèche.

Je conseille d'abord quatre demi-verres d'eau, un bain le matin (galerie nord) et un pédiluve le soir. Pendant les sept premiers jours, le traitement ne produit aucun effet sensible; la dose de l'eau est augmentée et en sus une aspiration de vingt-cinq minutes.

Le douzième jour, il se manifeste une sorte de réaction accompagnée d'horripilations et de malaise général avec une toux plus accentuée. J'ausculte; la résonnance de la voix et l'égophonie sont à peu près nulles. Le travail de resorption était la cause du trouble signalé. Le traitement est suspendu deux jours; il est repris le quatorzième, constitué par des demi-bains de douze à quinze minutes dans les cuves avec une douche sur le dos et le côté malade. M. G. s'en trouve bien. Enfin, le vingtième jour, il est rétabli et part avec son médecin, qui lui-même n'a eu qu'à se louer de son traitement, se promettant bien l'un et l'autre de venir l'année prochaine consolider leur cure.

RÉFLEXIONS SUR LES OBSERVATIONS QUI PRÉCÈDENT.

Il est superflu, ce nous semble, de rapporter un plus grand nombre de faits pour démontrer l'efficacité de la médication thermale du Mont-Dore dans le traitement de la pleurésie chronique et des altérations pathologiques qu'elle laisse fréquemment à sa suite. Les observations relatées ci-dessus sont des preuves suffisantes ; d'ailleurs elles ont été vérifiées par les savants médecins qui ont vu les malades avant comme après leur traitement.

N'aurais-je pas dû, pour compléter ce travail, mentionner les cas qui ont été réfractaires à l'action thermale ? En vérité, la situation de quelques-uns était tellement grave, les dégénérations organiques si avancées, qu'il n'était plus possible par aucun moyen d'y apporter remède ; aussi plusieurs de ces malades ont dû être renvoyés sur-le-champ. Parmi ceux qui, malgré notre avis, ont voulu tenter l'épreuve, les uns ont été obligés de cesser bien vite, soit à cause de l'exaspération de l'irritation ou par suite de l'apparition de crachats sanguinolents ; d'autres avaient des diarrhées liquides, une

réaction fébrile plus marquée ; quelques-uns marchaient
à grands pas à l'état colliquatif ; tous enfin, rassemblant
leurs forces épuisées, se résignaient à partir avec regret.

En général il faut être sans fièvre pour obtenir un
bienfait réel des eaux, surtout au Mont-Dore. Malheu-
reusement, pour la plupart, ces malades n'en étaient pas
exempts, j'en ai même vu dans un état si avancé de fièvre
de consomption, qu'il était difficile de comprendre com-
ment ils avaient pu résister aux fatigues d'un voyage
quelquefois fort long et ressemblant plutôt à une fuite,
car leur détermination toute spontanée était en opposi-
tion avec l'avis de leur médecin, ce qui démontre la jus-
tesse de cet aphorisme d'Hippocrate : *Oportet autem non
modò seipsum exhibere quæ oportet facientem, sed etiam
ægrum, et præsentes et externa.*

Les observations ci-dessus peuvent se décomposer en
quatre catégories correspondant aux symptômes et aux
altérations pathologiques que nous avons déjà signalés.

1º *Pleurésies simples.* — Telles sont la première et la seconde observation, où nous ne rencontrons d'autres suites
de la maladie qu'une toux sèche, quinteuse, saccadée, et
une douleur de côté entretenue par une pathogénie des
parties préalablement enflammées, ou par des adhérences
légères et récentes, n'ayant pas encore acquis les propriétés du tissu séreux. Les cas de ce genre sont les moins

communs au Mont-Dore. Sans gravité en général, à moins
d'une disposition toute particulière : les malades ne se
déplacent qu'exceptionnellement pour venir aux eaux.
En tout cas, ils y guérissent facilement, même après plusieurs années de souffrance ou de malaise.

2º Les suites de la pleurésie sont souvent plus sérieuses, elles ont fréquemment le caractère catarrhal, toux
grasse, le matin surtout, gêne de la respiration, douleur
fixe ou vague avec sentiment de chaleur et d'ardeur dans
la poitrine. Les malades conservent une grande propension à s'enrhumer, la nutrition reste imparfaite, etc. Les
symptômes ont pour cause une irritation bronchique ou
pulmonaire entretenue par des couches pseudo-membraneuses plus ou moins épaisses et de consistance variable.
Les observations 3 et 4 apppartiennent à cet ordre de
lésions. Nous aurions pu en rapporter vingt autres
avec des nuances diverses, tant cette terminaison de
la pleuro-pneumonie est commune. Les eaux sont d'un
grand secours dans cette circonstance, soit que l'organisation commence à s'affaiblir, soit qu'il existe une
prédisposition quelconque à la dégénération ; et si la constitution du malade est entachée d'un principe rhumatis-
mal psorique ou scrofuleux, états protéiques qui compli-
quent si souvent d'une manière fâcheuse le cours des
maladies chroniques, les eaux ont encore leur part d'in-

fluence. Tout en agissant d'une manière élective sur les altérations locales, en tonifiant et stimulant l'organisation entière, l'observation démontre qu'elles sont aussi résolutives de ces vices maladifs.

3° La cinquième et la sixième observation sont des exemples de pleuro-pneumonies terminées par des symptômes de phthisie au premier degré. Il n'existe pas seulement chez ces malades de la douleur sur le point inflammatoire primitif, mais du malaise dans toute la poitrine, de la gêne dans la respiration, de la toux avec expectoration hémoptysique. Facies pâle et amaigri, diminution des forces, tendance au mouvement fébrile ; enfin à la percussion et à l'auscultation, indices certains chez la première des couches pseudo-membraneuses, contenant dans leurs aréoles de la matière albumineuse ou tuberculeuse infiltrée ; et en sus, chez la seconde, des tubercules au sommet du poumon droit, dont la présence est décelée par la respiration saccadée, la matité et la faiblesse du murmure respiratoire.

Heureusement pour ces deux malades, leur constitution n'était pas tuberculeuse par nature ; il a fallu une cause puissante comme la pleuro-pneumonie pour favoriser l'évolution de cette production accidentelle si redoutable. Supposons pour un instant qu'ils fussent restés l'un et l'autre aux prises avec leur phthisie naissante, sans médication active, que seraient-ils devenus? Il est presque certain, pour la jeune femme particulièrement, que la maladie aurait continué sa marche, parcouru toutes ses phases et aurait abouti finalement à une phthisie pulmonaire. Je ne doute pas que l'autre malade, quoique plus résistant, serait arrivé lui-même à un dénouement aussi fatal.

Pourquoi, dans ces deux circonstances, les eaux ont-elles produit un résultat si remarquable? C'est qu'elles ont été administrées à une période opportune; les forces n'étaient point encore épuisées, la nature médicatrice faisait résistance. Le traitement thermal aidant, la résolution morbide s'est effectuée d'une manière rapide. Mais la guérison de ces deux malades est-elle solidement assise? Tout semble l'indiquer; néanmoins, nous avons dû faire comprendre les ménagements qu'exigeait leur position. Il ne s'agissait pas seulement pour eux de boire en temps utile de l'eau minérale à domicile, ni même de revenir au Mont-Dore passer une saison nouvelle, mais il était encore indispensable de suivre un régime et un genre de vie en rapport avec la délicatesse de leur poitrine.

4° Les observations 7, 8 et 9 sont d'une importance extrême au point de vue de la thérapeutique des épanchements pleurétiques rebelles aux médications même les plus énergiques ; elles démontrent jusqu'à l'évidence que des épanchements très-anciens, libres ou circonscrits, pouvant occuper le quart et peut-être le tiers de la cavité pleurale, ont été résorbés en peu de temps au Mont-Dore.

La septième observation est péremptoire. L'épanchement occupait le quart de la poitrine, il datait de deux ans, et a disparu en douze ou quinze jours de traitement. Je conviens que la malade était jeune ; dix-huit ans, d'une bonne organisation, mais elle n'en était pas moins très-souffrante depuis longtemps et avait épuisé toutes les ressources de la thérapeutique, son médecin redoutait même une phthisie du sommet du poumon droit ; cette région était en effet affaissée, peu sonore, et la respiration y était faible. Nous avons déjà dit que des brides pseudo-membraneuses étaient seules causes de ce retrait, et qu'il n'y avait pas de tubercules.

La huitième observation est aussi extrêmement importante en ce sens qu'il existait en même temps un catarrhe bronchique invétéré ; à la vérité, l'épanchement était moins considérable, il datait seulement de quatre mois, mais le malade avait soixante ans, et la dyspnée aggravait fortement cet état. En moins de vingt jours, il n'est plus resté de trace de liquide, les poumons avaient repris toute leur expansion, et la toux était réduite à un tel point que

M. X. s'en serait à peine aperçu le matin, si elle ne l'eût autant tourmenté pendant quatre ou cinq mois.

La dernière observation est tout aussi digne de l'attention des praticiens. L'épanchement était limité dans un espace circonscrit, occupant à droite la partie postérieure et moyenne de la poitrine, sur plusieurs points la sérosité était infiltrée dans des cellules de nouvelle formation. La collection devait avoir peu d'étendue; l'égophonie n'était pas franche comme chez les deux malades précédents, et le souffle bronchique n'était pas bien marqué. Ce malade avait eu trois pleuro-pneumonies en dix-huit mois; il a fallu qu'il se trouvât d'une organisation saine et pure pour ne pas être exposé à une dégénération, ou à une production morbide de mauvaise nature.

Je me refuse à croire que ces trois derniers malades eussent pu triompher d'affections aussi graves s'ils n'étaient pas venus au Mont-Dore. Les médications restaient sans effet, les mouvements critiques étaient nuls. Abandonnés à leur triste situation, ils auraient infailliblement succombé aux suites d'une phthisie ou d'une hydropisie de poitrine; dans cette dernière hypothèse, restait encore la thoracentèse, qui, mise en pratique aujourd'hui avec plus de discernement qu'autrefois, a produit dans certains cas des guérisons inespérées.

DE LA THORACENTÈSE

ET

DE L'OPÉRATION DE L'EMPYÈME.

Ces opérations, qui sont sans danger par elles-mêmes, sont réservées comme ressource ultime des cas qui ne laissent plus aucun espoir. Si j'en parle ici d'une manière incidente, c'est que je trouve l'occasion de constater que, dans le traitement de certains épanchements pleurétiques, j'ai obtenu de bons résultats des injections adhésives, et que le premier j'ai injecté de l'eau chlorurée et iodée dans la plèvre pour obtenir son oblitération.

L'opération de l'empyème avec le trocart ou le bistouri est assez rarement suivie de succès, parce que les altérations anatomiques concomitantes sont souvent au-dessus de toute puissance thérapeutique ; cependant dans la pleurésie aiguë ces lésions de fraîche date sont ordinairement moins graves et laissent un plus grand espoir.

Depuis la modification avantageuse apportée au trocart par M. Raybard, il est certain que la thoracentèse, entre les mains de M. Trousseau et des médecins expérimentés qui en ont fait l'application, a rendu de grands services lorsque, par l'effet d'un épanchement aigu, la suffocation est imminente. Une fois le liquide évacué, le poumon, ordinairement libre, reprend assez bien son expansion; les surfaces pleurales enflammées se rapprochent, et les fausses membranes qui les tapissent tendent naturellement à s'agglutiner.

La guérison n'est pas aussi facile à obtenir dans les épanchements anciens. Les causes qui s'opposent aux succès ne sont pas l'introduction de l'air dans la cavité pleurale, comme on l'a cru pendant longtemps, mais plutôt le mauvais état du poumon et de la plèvre, des tubercules, des cavernes, ou des adhérences résistantes. D'autres fois, le liquide qui a rempli pendant longtemps la poitrine en entier a refoulé le poumon en haut, et l'a réduit à un si petit volume que, recouvert de fausses membranes, il semble se dérober aux yeux : circonstance qui en impose à quelques observateurs et leur a fait croire qu'il était entièrement détruit. Dans cet état, pressé et aplati contre le médiastin et la colonne vertébrale, il a perdu toute son élasticité; enfin il peut arriver aussi qu'enveloppé par une couche pseudo-membraneuse plus ou moins épaisse, il soit retenu par cette coque qui l'étreint de manière à ne pouvoir reprendre son expansion.

Dans tous les cas, si le malade est assez heureux pour que la dilatation pulmonaire puisse s'effectuer à un certain degré, la guérison peut s'en suivre; seulement la poitrine ne conserve plus son ampleur normale, les côtes s'affaissent, le thorax reste déprimé; enfin, si le poumon ne se dilate pas du tout, il peut arriver que les surfaces pleurales éloignées soient dans l'impossibilité de pouvoir jamais se joindre pour s'agglutiner; alors il reste une fistule pectorale incurable, et le plus souvent les malades succombent épuisés par la suppuration.

Quoi qu'il en soit, comme la guérison de la phthisie est possible, et qu'il est fort difficile de savoir si le poumon sera perméable après l'opération, il faut toujours la pratiquer; les médecins éclairés de nos jours, assurés de leur diagnostic, n'hésitent plus, se conformant d'ailleurs à ce principe de *Celse* : *Melius anceps remedium experiri quam nullum.* Si à l'époque où le célèbre Dupuytren a succombé la science eût été sous ce rapport aussi avancée qu'elle est l'aujourd'hui, ce grand chirurgien existerait peut-être encore !

Quand l'épanchement est considérable, fort ancien et purulent, les injections détersives et adhésives, composées spécialement d'eau chlorurée et surtout iodée, n'ont pas le danger qu'on pourrait leur reprocher. Ces substances sont très-utiles, soit pour déterminer l'oblitération de la cavité pleurale par une inflammation adhésive, soit pour modifier la nature du fluide épanché. J'en ai fourni le premier des exemples dans un mémoire adressé sur ce sujet à l'Académie de médecine en 1847, et dont M. Bricheteau a été le rapporteur dans la séance du 4 décembre 1849. Mes deux malades sont parfaitements guéris, et il ne leur est resté d'autres vestiges de ces opérations qu'un affaissement des côtes avec le rétrécissement de la poitrine signalé par *Laënnec*.

Bien que ce ne soit pas le lieu de réclamer ici une priorité, que M. Boinet a voulu me contester dans une lettre, en date du 20 janvier 1858, adressée à l'Institut à propos d'une discussion sur un nouveau procédé de thoracentèse proposé par M. Sédillot, il n'en est pas moins vrai, comme l'a justement fait observer à cette époque le savant et habile chirurgien de Strasbourg, que, bien avant M. Boinet, l'application avait devancé le précepte, et qu'en décembre 1845, en janvier et mai 1846, j'ai injecté avec succès de l'eau chlorurée et iodée dans deux cas d'épanchements pleurétiques chroniques. L'un était purulent, l'autre séreux. MM. les docteurs Secretain, d'Ebreuil; Giraudet et Trapenard, de Gannat; ont été témoins de ces opérations et m'ont éclairé de leurs conseils.

Au surplus, M. le professeur Velpeau, dont l'autorité est si imposante en matière scientifique, m'a aussi rendu justice à l'Institut, en écartant les prétentions de priorité de M. Boinet, qui s'était attaché avec complaisance à dénaturer les faits, les intentions, et jusqu'au titre de mon mémoire.

Le rapport de M. Bricheteau n'a pas été épargné davantage; et notre confrère, qui d'ailleurs, je me plais à le reconnaître, a fait de si beaux travaux en iodothérapie, s'est bien gardé de mentionner les conclusions qui étaient à mon avantage, notamment la troisième, qui est très-explicite, à savoir : « que je ne cherchais pas seulement à « modifier la nature du liquide, mais surtout à agir sur « la plèvre elle-même, de manière à produire son oblité- « ration par une sorte d'inflammation adhésive. »

Si M. Boinet veut avoir la preuve de mes intentions, je ne puis que l'engager à prendre lecture de mon mémoire manuscrit, qui se trouve dans les archives de l'Académie impériale de médecine; il pourra s'assurer aussi qu'il est bien intitulé : *Recherches sur le traitement des épanchements pleurétiques chroniques au moyen de l'opération de l'empyème, suivie des injections chlorurées et iodées.*

Mais laissons là cette question toute personnelle, qui n'en est pas moins de la plus haute importance en thérapeutique, et terminons notre travail. Je crois que les assertions que j'ai émises sont fondées, que les faits rapportés sont démonstratifs; et que le traitement minéral du Mont-

Dore peut rendre de grands services dans certaines suites de pleurésies simples, ou avec complication d'irritation pulmonaire ou bronchique, d'état catarrhal, d'asthme, d'épanchements chroniques, et même de phthisie pulmonaire au premier degré.

———————

Je pensais pouvoir rapporter, à la suite de ce mémoire, diverses observations intéressantes de pleurodynie invétérée et de névralgie intercostale fort douloureuse, qui avaient été réfractaires aux médications ordinaires. Ces maladies, ordinairement produites par une cause rhumatismale, disparaissent généralement au Mont-Dore. Mais je vois que je dépasserais les limites que je me suis imposées. J'espère pouvoir m'occuper bientôt de ce travail ; nous examinerons en même temps les effets des eaux sur certaines douleurs précordiales.

Les palpitations nerveuses, celles qui sont la suite de péricardite ou d'endocardite rhumatismale, seront aussi observées avec soin ; et au milieu de cette pathologie si

difficile dans son diagnostic, si délicate dans ses appré-
ciations, nous essaierons de distinguer ces affections des
maladies organiques du cœur, contre lesquelles les eaux
n'ont pas la moindre puissance.

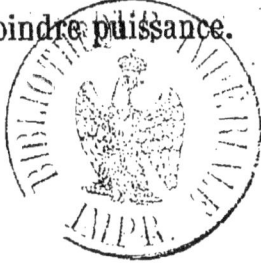

www.ingramcontent.com/pod-product-compliance
Lightning Source LLC
Chambersburg PA
CBHW071321200326
41520CB00013B/2842